AF596840

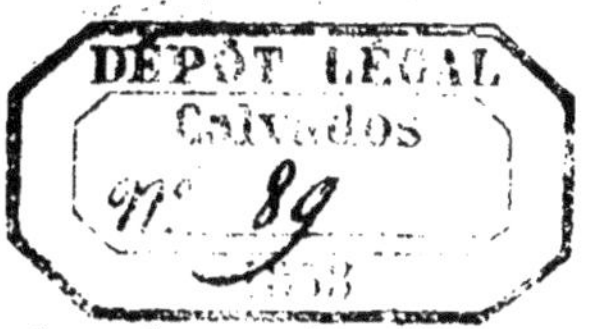

SOCIÉTÉ VÉTÉRINAIRE
DU CALVADOS ET DE LA MANCHE.

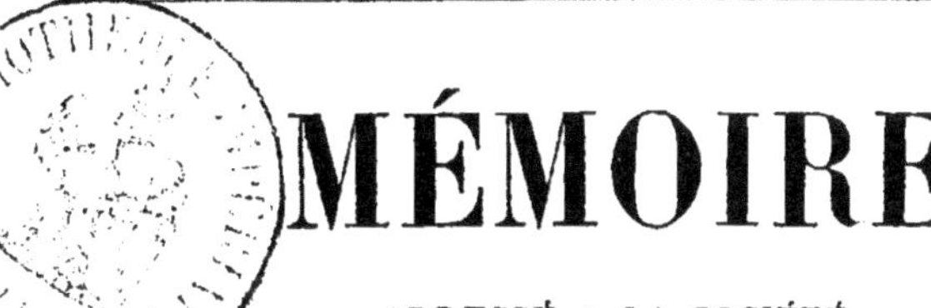

MÉMOIRE

ADRESSÉ A LA SOCIÉTÉ,

EN RÉPONSE A LA QUESTION SUIVANTE

MISE AU CONCOURS EN 1852 :

Déterminer les causes occasionnelles de la Pousse et du Cornage chez les chevaux élevés en Normandie ; rechercher l'influence des croisements, de la nourriture et du travail ; indiquer les moyens préservatifs (1),

PAR

M. LECONTE (Adolphe-Ferdinand-Edouard),
Médecin-vétérinaire à Cérisy-la-Salle (Manche),

« Ars medica tota in observationibus. »
(HOFFMANN).

La question que j'entreprends de traiter, doit paraître bien aride, lorsque, se plaçant à un point de vue assez élevé pour en saisir l'ensemble, on la suit progressivement dans tout son passé. La prenant à son origine et marchant avec elle jusqu'aux temps modernes, nous ne rencontrons que des con-

(1). La Société a décerné une médaille d'or à l'auteur de ce mémoire, le 2 novembre 1852 et en a ordonné l'impression.

traditions sans nombre, des idées plus ou moins bien fondées ; depuis la plus haute antiquité jusqu'à nos jours, on ne trouve sur la pousse que des aperçus variés. Les auteurs sont tous différents sur cette affection, et nul d'eux n'a indiqué, jusqu'à ce jour, un siége fixe, une lésion constante de cette redoutable maladie. Elle a mis en émoi le patologiste comme le législatenr : celui-ci n'a exigé que la présence d'un signe externe, mais toujours le même, pour affirmer l'existence de cette affection, sans s'enquérir de son origine; celui-là en a saisi l'effet palpable, le plus saillant des symptômes, et. voulant procéder de l'effet à la cause, il lui en a assigné une foule. La prudence de l'un esa exemplaire ; l'erreur de l'autre nous paraît extrême. Des causes différenies peuvent-elles produire un même effet....? Le connu doit conduire à l'inconnu, nous dit un auteur célèbre : suivons cet axiôme et voyons.... Nous savons que les organes sont différents de texture, différonts de fonction, différents de relations ; que les uns servent à la respiration, les autres à la circulation, d'autres à la digestion ; que les uns sont essentiels à l'êtro, indispensables; les autres, au contraire, ne sont qu'accessoires, complémentaires, et pourraient manquer sans que l'organisme en souffrît. Comment alors supposer qu'ils puissent nous donner, au dehors, le même signe, exactement le même, lorsqu'un d'eux, indistinctement, se trouvera être malade.

La pousse n'est-elle donc qu'un symptôme appartenant à différentes maladies ? ou bien n'est-elle que l'expression constante d'une seule affection...?

Après avoir enrichi ma mémoire des travaux de mes devanciers, après avoir constamment suivi l'étendard de l'observation, après être toujours parti des effets pour m'élever aux causes, je viens essayer d'opérer une réforme, et j'ose dire que la pousse a une cause unique, et n'est déterminée que par une seule affection.

Mais, avant d'entrer en lice, je fais observer que je ne viens pas me poser en novateur : je ne veux que consolider des opinions déjà émises ; je ne viens pas non plus faire la guerre ; je viens seulement arborer un pavillon connu, et le placer à l'horizon comme un point de ralliement ; je tâche de dissiper uu nuage obscur, pour y substituer un rayon de lumière.

Je fais observer aussi que s'il eût fallu traiter de la pousse d'après ce qu'en ont dit les auteurs qui s'en sont occupés spécialement, il m'aurait fallu tenter une encyclopédie ; ce ne serait pas du progrès : ce ne serait qu'une monstrueuse compilation ; on ne ferait que se mouvoir indéfiniment dans un labyrinthe inextricable, sans espérer d'y découvrir le fil d'Ariane..... Tel n'est pas le travail que j'ai entrepris.

Je n'ai eu qu'un but : démontrer que la pousse a

toujours pour cause l'emphysème pulmonaire, et que l'emphysème pulmonaire fournit toujours pour symptôme, à l'extérieur, le flanc entrecoupé, c'est-à-dire l'inspiration ou l'expiration exécutée en deux temps ; l'un de ces faits n'existe pas sans l'autre, et ils sont liés l'un à l'autre comme la lumière au soleil, comme l'effet à la cause.

Mon travail paraîtra peut-être un véritable pêle-mêle d'observations et de faits. Peut-être sera-t-il marqué du sceau de l'indépendance et empreint d'un cachet de jeunesse trop prononcé... Oh...! si dans ce cas, je prie d'être indulgent et de n'en voir que le but... L'écume blanchit souvent le frein du jeune coursier...! Et comme l'abeille apporte son rayon de miel à la ruche commune, et comme la fourmi apporte son brin de vermisseau au grenier d'abondance, au réservoir commun ; de même je viens offrir à la Société vétérinaire le fruit de mon travail qui est proportionné à ma sphère d'activité et aux forces qui m'ont été départies. Puisse-t-il être agréable à la Société et utile à la science !....

Pour éviter toute confusion à mes lecteurs, pour les conduire plus sûrement dans la route que je désire leur faire suivre, pour leur permettre aussi de me comprendre avec plus de facilité, et les disposer à de favorables impressions, je diviserai la question mise au concours en deux principaux chapitres : l'un traitera de la *pousse* et l'autre du *cornage*.

CHAPITRE PREMIER.

DE LA POUSSE.

La pousse, s. f. de *pulsare, battre*, consiste dans une difficulté de respirer, caractérisée par un temps d'arrêt dans le mouvement d'élévation ou d'abaissement du flanc, arrêt plus ou moins prononcé, signalé par une saccade, après laquelle la respiration s'achève régulièrement et librement, sans éprouver d'autres troubles dans son exécution.

Dénominations suivant les auteurs. Pointe de vent, haut-vent, asthme du cheval, soubresaut, coup de fouet, contre-coup.

Définition. Il faut comprendre dans la dénomination de pousse, cette difficulté de respirer, caractérisée par une sorte de mouvement convulsif ; une saccade, un temps d'arrêt dans l'acte d'élévation ou d'abaissement des flancs. C'est le temps d'arrêt seulement qui en constitue le caractère ; c'est le mode *sine quâ non*, et sans lequel il n'est pas de pousse ; c'est cet arrêt, dans l'exécution, qui a fait donner, par certains auteurs, le nom de soubresaut, coup de fouet, contre-coup à ce mode de respiration.

C'est ce que MM. Galisset et Mignon trouvent d'inhabituel, d'anormal, et ce qui leur a fait dire que la respiration, au lieu d'être graduée et continue, est saccadée, discontinue, et s'exécute en deux temps ; c'est cette respiration que notre savant professeur d'Alfort, appelle respiration entrecoupée; c'est ce mouvement discontinu et saccadé qui constitue la pousse; il est le seul à consulter, le seul nécessaire, et n'a besoin d'aucun autre signe accessoire, quand on a à traiter la pousse sous le point de vue de la jurisprudence.

Avant de signaler les causes de la pousse, il faut considérer de quelle maladie elle est le symptôme; quelle est la maladie qui donne toujours la pousse pour symptôme? C'est là toute la difficulté; c'est le cas qui paraîtra me mettre en désaccord avec les auteurs qui ont écrit sur la pousse. L'affection que je vais signaler comme cause unique, n'a pas toujours été entrevue, et c'est de son inobservation que sont nées toutes les dissidences d'opinions qui ont éclaté jusqu'à cette époque.

La *pousse* est le symptôme constant de l'emphysème pulmonaire, et l'emphysème pulmonaire plus ou moins ancien, plus ou moins étendu, qu'il soit vésiculaire ou interlobulaire, fournit toujours ce symptôme, le flanc entrecoupé ; ces deux faits existent toujours ensemble, et, dès que l'on remarque à l'extérieur le symptôme *pousse*, on peut certifier, *a priori*, que l'emphysème existe; de même si l'on constate un emphysème en procédant à un autopsie, on peut conclure qu'il y avait pousse, quand même un cortége nombreux d'autres lésions se ferait remarquer simultanément. Je suis donc bien en désaccord avec mes devanciers, qui ont dit que la pousse est le symptôme d'anévrisme du poumon, de bronchites chroniques, d'affections chroniques du tissu pulmonaire, de hernie diaphragmatique, de névroses du diaphragme, etc. Je ne dis pas que mes devanciers n'aient pas trouvé, aux autopsies de chevaux poussifs, des hernies, des anévrismes, des bronchites, des névroses même, seulement, je pense qu'ils ont attribué la pousse au premier désordre morbide, à la première lésion grave qui se sera décelée sous le scalpel. De là, des causes différentes. Ces auteurs, selon moi, ont pris des causes indirectes pour des causes directes ; des affections concomitantes pour l'affection principale; des lésions coexistantes pour la lésion essentielle: ce qui leur a fait dire que la pousse est le symptôme de plusieurs maladies.

Je vais commencer par réfuter toutes ces opinions les unes après les autres, prenant d'abord celles que l'on a considérées comme essentielles, et qui ont le plus fixé l'attention des pathologistes; je donnerai ensuite une description exacte de l'emphysème et de ses causes, tout en faisant ressortir la funeste influence que les croisements, la nourriture et le travail ont exercé sur son développement;

puis je signalerai les observations qui me sont personnelles, et enfin j'indiquerai les moyens préservatifs.

Dilatation *anévrismatique* des vaisseaux pulmonaires considérée comme cause de la pousse.

En 1824, M. Demoussy, alors inspecteur du haras de Pompadour, établit le siége de la pousse dans la dilatation des vaisseaux artériels et veineux de l'organe pulmonaire. « Dans le cheval poussif, « dit-il (1), le parenchyme du poumon est gonflé, « spongieux, les vésicules aériennes, les tuyaux « bronchiques paraissent avoir perdu de leur dia- « mètre, parce que la multitude des vaisseaux « artériels et veineux qui leur servent d'enveloppe, « ont augmenté de calibre et ont rapproché, par « la pression continuelle qu'ils ont exercé sur les « canaux aériens, les parois membraneuses qui for- « ment leurs dernières ramifications.

« Cette observation est constante : il n'y a point « de cheval poussif qui ne présente ce développe- « ment morbide du système vasculaire ; quelles que « soient les autres lésions, elles accompagnent « toujours cette dilatation variqueuse et *anévrisma-* « *tique* des vaisseaux pulmonaires, et souvent cette « dilatation variqueuse existe sans qu'il y ait « aucune autre altération remarquable. Que con-

(1) Textuel.

« clure de ces faits qui se vérifient tous les jours ?
« C'est que l'anévrisme du poumon constitue uni-
« quement la pousse. »

Voilà, péremptoirement, l'opinion de M. Demoussy.

M. Demoussy a pris une lésion qui n'est que consécutive, et toujours consécutive, pour la lésion essentielle.

Pour le démontrer, voyons ce que l'on trouve à l'autopsie d'un cheval mort de la pousse, et qui, de son vivant, offrait le mouvement de flanc entrecoupé, arrivé à son dernier période.

Lorsqu'on ouvre la poitrine d'un cheval affecté de pousse, le poumon, trop volumineux pour la cavité qui le renferme, s'en échappe avec force, et vient faire saillie à mesure que le scalpel divise les côtes; retiré de la poitrine, il est extrêmement volumineux et ne s'affaisse pas comme un poumon sain; la légèreté de cet organe est extrême, il s'enfonce à peine dans l'eau, et quelquefois surnage presqu'entièrement. Si on le presse entre les doigts, il en sort une quantité d'air, qui fait entendre un certain bruit de crépitation très-prononcé, au moment où il s'échappe.

Reprenant l'opinion de M. Demoussy : pouvons-nous concevoir que des poumons soient gonflés et spongieux, quand les vaisseaux qui les sillonnent sont gorgés de sang, pleins outre mesure, au point même d'amener une dilatation anévrismatique de chacun d'eux, dilatation telle, qu'elle amène l'oblitération des tuyaux bronchiques et l'affaissement des vésicules aériennes. Les poumons seraient-ils d'une légèreté extrême au point de s'enfoncer à peine dans l'eau? — S'il en était comme l'indique M. Demoussy, les poumons devraient être dans des conditions contraires ; au lieu de se présenter légers et spongieux, ils seraient lourds, formant une masse compacte et homogène et gorgée d'un sang noir, boueux, semblable en tout à celui que l'on trouve dans des animaux morts d'asphyxie. Quelle différence, en effet, existerait-il dans ce cas?

Comment reconnaîtra-on le poumon d'un cheval poussif de celui d'un cheval asphyxié? Si le directeur du haras de Pompadour avait pratiqué l'autopsie d'un cheval compètement poussif, arrivé à son dernier degré et mort de la pousse, il aurait apprécié les conditions dans lesquelles se trouvait le poumon et en aurait tiré, je crois, d'autres déductions.

J'ai dit que l'on a trouvé ici une lésion qui est celle de l'emphysème, et non une lésion essentielle; cependant, pour être plus facilement compris, j'indiquerai ce qui se passe dans l'emphysème pulmonaire, tout en revoyant, pour plus de clarté, à la description que j'ai donnée de cette maladie, voir p.24.

Dans le cas d'emphysème très-étendu, vésiculaire ou interlobulaire, les parois des vésicules pulmonaires sont amincies, distendues outre mesure, ou déchirées même, et un plus ou moins grand nombre de vésicules sont réunies en une seule, qui forme une cavité plus ou moins grande, et cela par la pression plus ou moins grande, plus ou moins lente ou plus ou moins brusque de l'air atmosphérique. Les vaisseaux qui rampent dans les parois de ces vésicules, doivent, de toute nécessité, subir également des changements proportionnels aux lésions; en effet, les vaisseaux qui rampent dans les parois des vésicules où siége l'emphysème se trouvant comprimés continuellement, diminuent nécessairement de volume; ils diminuent même de quantité, lorsqu'il y a déchirure, puisque nous savons que les parois rupturées ne laissent, au bout d'un certain temps, aucune trace de leur ancienne existence. Une circulation supplémentaire est donc obligée nécessairement de se faire dans les vaisseaux restants, pour charrier la masse sanguine, qui reste toujours la même et qui a toujours besoin d'oxygénation. Les vaisseaux restants, ayant un supplément d'action, fonctionnent plus vite dans le début de l'emphysème; mais ils finissent bientôt par augmenter graduellement et insensiblement de volume, et voilà, pour moi, la dilatation *anévrismatique* signalée par M. Demoussy. Il ne peut en être autrement, matériellement parlant; s'il n'en était ainsi, comment se ferait la circulation pulmonaire? Comment la masse sanguine serait-elle mise en contact avec l'air? On s'est aussi abstenu de dire si, dans le cas d'anévrisme, les vaisseaux sont en même nombre que dans l'état sain, ou s'il y a une diminution dans le nombre. S'ils se trouvent en nombre et dilatés, comme on nous l'a rapporté, je demanderais où ils pourraient puiser la masse sanguine qu'ils charrieraient, quand on sait que cette masse est la même dans un cheval sain que dans un cheval *outré* poussif.

Bronchite chronique.—En 1827, trois ans après l'apparition du travail de M. Demoussy, M. Rodet fit connaître une nouvelle cause de la pousse, et vint encore se mettre en contradiction avec l'inspecteur du haras de la Corrèze ; il signala, sans cependant être exclusif, la bronchite chronique comme occasionnant la pousse, dans l'immense majorité des cas, tout en convenant néanmoins qu'elle pouvait être attribuée à une foule d'altérations morbides très-différentes les unes des autres.

Ici encore je serai exclusif, et dirai que, tant que la bronchite chronique existera seule, sans un emphysème concomitant, on n'aura pas, au dehors, le flanc entrecoupé de la pousse, et s'il y a, au dehors, temps d'arrêt dans le mouvement de la respiration, lors de l'existence d'une bronchite chronique ou aiguë, c'est qu'il y a encore emphysème, qu'il soit postérieur ou antérieur à l'affection des bronches.

M. Rodet, pour moi, n'a cité qu'une cause déterminante pour la cause mère, et il a considéré cette cause mère (l'emphysème) comme toujours subséquente de la bronchite. Erreur encore ! et ce qui nous le prouve, c'est que M. Rodet n'a pas toujours vu la bronchite chronique avec le symptôme caractéristique de la pousse ; il a peut-être vu des saccades ou des tremblements, mais non ce temps d'arrêt si caractéristique. Et j'ose l'avancer ici en passant, c'est peut-être le défaut d'observation de ce temps d'arrêt, seul trait néanmoins incontestable, mais mal vu, comme il l'est encore, même de nos jours, par des hommes sortis depuis peu des écoles, qui a fait dire à beaucoup qu'il y avait pousse quand il n'y en avait pas, et qui a fait aussi qu'on l'a attribuée à beaucoup de lésions. Pour moi, la pousse est une, invariable, comme la pneumonie aiguë est une et invariable.

M. Rodet aurait dû nous dire s'il a trouvé quelquefois la pousse avec une bronchite chronique seule, sans aucune trace d'emphysème. Pour moi, la réponse est non.

Nous savons fort bien que l'emphysème pulmonaire est un des effets subséquents des bronchites chroniques, dans une foule de cas, mais non toujours. M. Piory soutient, en pathologie humaine, que l'emphysème vésiculaire est rarement ou jamais une maladie primitive, et qu'il dépend toujours de l'oblitération des vésicules bronchiques par le mucus ou un liquide spumeux (*Traité de Diagnostic et de Séméiologie*, t. 1, p. 474 et suiv.). Nous ne chercherons pas à commenter ici l'opinion du professeur de pathalogie de la Faculté. — L'homme est un être raisonnable, ayant la conscience de ce qu'il jait et qui n'est pas exposé à des efforts inouïs. S'il a de grandes difficultés à vaincre par la force musculaire, il peut modérer, à son gré, les efforts qu'il a à soutenir, et ne pas s'exposer à contracter d'emphysème instantané.

Mais, en médecine vétérinaire, je n'admets pas cette opinion: nos animaux ne sont que des machines vivantes, complètement passives, privées de toute espèce de volonté libre que ce puisse être ; nous les voyons tous les jours se livrer sans réserve aux exigences de capricieux charretiers, se donner tout entiers et mourir même, s'il le faut, pour mieux obéir. Qu'arrive-t-il alors au moment de leurs exercices violents, de leurs tractions ou de leurs courses énergiques qu'ils sont contraints de faire, étant conduits souvent par de misérables êtres et sous une grêle d'ignobles fustigations.

La poitrine, dans ces instants, est la base sur laquelle s'implantent toutes les puissances ; au moment des grands efforts, les animaux font de grandes inspirations, et retiennent dans les nombreuses voies aériennes l'immense colonne d'air qu'ils y ont introduit, et ce dans le but de maintenir la solidité du thorax et d'en empêcher l'affaissement. Qu'arrive-t-il donc au moment où ils se mettent en action? Les différentes forces en jeu, prenant leur appui sur le thorax, cherchent à l'affaisser ; l'air retenu se tsouve donc violemment comprimé dans les dernières ramifications bronchiques et dans les vésicules elles-mêmes, et amène, par ce moyen, la dilatation vésiculaire, et, si l'effort est plus violent, il en résulte la déchirure des parois vésiculaires, et même des divisions bronchiques, et l'épanchement de l'air dans le tissu lamelleux.

Cette vérité est telle, que de nombreux exemples d'emphysèmes instantanés ont été remarqués après des efforts violents, sans que pour cela les animaux aient jamais eu de bronchites.

Nous ne nions pas que l'emphysème ne soit déterminée, dans une foule de cas, par la bronchite chronique, et nous nous rendons parfaitement raison de l'emphysème dans cette circonstance. Lorsqu'il y a bronchite chronique, en effet, la muqueuse qui tapisse les nombreuses voies respiratoires, se trouve épaissie jusques dans ses infimes divisions; elle est recouverte, dans toute son étendue, d'un mucus spumeux plus ou moins abondant ; ce mucus même est souvent tenace, xisqueux et adhérent, et empêche l'entrée et plus encore la sortie de l'air atmosphérique. Il est reconnu, en anatomie, que l'action musculaire est beaucoup plus forte dans l'inspiration que dans l'expiration, et il arrive de là que, quelque grands que soient les obstacles à la pénétration de l'air dans le poumon, ils sont surmontés par la force musculaire qui préside à l'inspiration; mais il n'en est pas de même dans l'expiration: la force qui y préside, est moindre, et ne peut toujours suffire pour expulser la colonne d'air qui a pénétré dans le poumon. Au moment donc où l'expiration s'opère, l'air se trouve emprisonné dans les ramifications bronchiques et dans les vésicules; cet air, pressé par la force musculaire d'une part, et retenu, de l'autre, par l'obstacle que lui opposent la trachée et les bronches, agit sur les minces parois du lobule pulmonaire, et les distend outre mesure. Le lobule même concourt à sa propre distension par sa propre contraction pour expirer; l'air, d'un autre côté, exerce une puissante influence de par lui sur le développement de l'emphysème; entré froid dans la vésicule et s'y trouvant retenu, sa température s'élève, son volume augmente considérablement, et contribue, de cette manière, à déterminer l'hypertrophie que nous signalons. Une cause encore pour le développement de l'emphysème est cette toux violente et quinteuse, qui se fait remarquer dans ces sortes d'affections, et qui détermine non-seulement la dilatation des vésicules, mais encore la rupture de leurs parois et même celle des divisions bronchiques.

Nous reconnaissons bien aujourd'hui que la bronchite chronique détermine la pousse ; mais seulement de la manière que je viens de l'indiquer, car il ne faut pas la considérer comme cause essentielle. Dernièrement encore, notre honorable confrère, M. Loiset, vétérinaire à Lille, disait, dans les *Mémoires de la Société* (tome 13, page 308) : que la pousse est toujours accompagnée d'un râle bronchique, qu'on désigne, en médecine humaine, sous le nom de *ronchus*, et même que c'est un secours puissant pour diagnostiquer la pousse. J'admets comme vrai le secours que nous indique M. Loiset ; mais je l'admets seulement lorsque la bronchite a déterminé l'emphysème, ou quand ces deux maladies existent simultanément, mais non ailleurs, et ce ronchus n'existe qu'avec la bronchite. J'ai en ce moment un cheval d'allure, de l'âge de douze ans, poussif depuis très-longtemps à la suite de courses violentes, et sur lequel je n'ai jamais observé le râle bronchique humide, il ne tousse même pas dans ses courses rapides ; j'observe ce fait depuis cinq ou six ans, non-seulement sur le mien, mais sur plusieurs de la localité que j'habite.

Névrose du diaphragme. — A ceux qui ont attribué la pousse à une névrose du diaphragme, nous pourrions dire qu'ils ignoraient le rôle que joue ce muscle dans la respiration.

Dans l'inspiration, nous savons que l'agrandissement de la cavité thoracique, dans le sens horizontal ou d'avant en arrière, s'opère seulement par l'action du diaphragme ; toutes les fibres musculaires de cette cloison s'insèrent, par une de leurs extrémités, sur des points solides ; les unes vont, en deux faisceaux, s'implanter sur la colonne dorso-lombaire, les autres vont, par des digitations angulaires, s'attacher, dans tout le pourtour de la poitrine, sur le bord inférieur que forment les dernières côtes et l'appendice xyphoïde. Leur contraction produit un effet commun ; c'est leur redressement, par conséquent la disparition de la convexité que forme ce muscle du côté de la plèvre ; de cette manière, il y a agrandissement horizontal de la cavité thoracique. Mais comme ce n'est qu'à l'entour et supérieurement que se trouvent les fibres musculaires, et surtout celles qui ont le plus d'étendue, ce n'est aussi que dans ces points que se fait l'agrandissement ; le centre est presque immobile. Le diamètre horizontal augmente donc presque exclusivement sur les côtés et en haut, et cela devait être, puisque là seulement sont les poumons, et que ce n'est que pour les dilater que ce mouvement a lieu ; car, au centre, se trouve le médiastin, dans lequel sont le cœur et les gros vaisseaux. Par sa contraction, le diaphragme repousse en arrière les viscères abdominaux : aussi l'abdomen fait-il saillie principalement dans les hypocondres, au moment de la respiration : aussi est-ce bien là que nous pouvons reconnaître exactement le plus léger trouble du mouvement respiratoire ; et le flanc du cheval est le seul miroir de l'expert appelé à juger de la pousse.

Dans l'expiration, au contraire, le diaphragme n'a aucune influence ; il n'a pas de fibres pour permettre son retour en avant ni le rétablissement de sa convexité du côté de la plèvre. Il n'y a pas de contraction musculaire à fibres droites, qui puisse leur faire prendre une direction curviligne ; il est totalement passif dans cet acte, et, quant à son retour en avant, il n'a lieu que par le refoulement qu'opèrent les viscères abdominaux et surtout le foie. Et comme ces viscères sont immobiles par eux-mêmes, et qu'ils ne peuvent communiquer que l'impulsion et le mouvement qu'ils reçoivent, ils n'agissent sur le diaphragme que parcequ'ils sont refoulés sur ce dernier par les muscles abdominaux. Les auteurs qui ont attribué la pousse à une névrose du diaphragme, auraient donc dû faire une transposition, et l'attribuer plutôt à une névrose des muscles abdominaux.

Que dirais-je à ceux qui l'ont attribuée à des affections chroniques du poumon et de la plèvre ?

Combien de pleurites chroniques avec épanchement considérable, combien de pneumonies anciennes avec vomiques et tubercules, combien de pleuro-pneumonies n'avons-nous pas rencontrées sans voir dans le flanc l'ombre même de la pousse? On remarque de grands troubles dans la respiration : ainsi on la voit difficile, fréquente, inégale, intermittente, sifflante, luctueuse, stertoreuse, etc., etc., mais entrecoupée? non, tant que ses maladies ne sont pas accompagnées d'un emphysème.

Hernie diaphragmatique. — Et à ceux qui l'ont attribuée à une hernie du diaphragme et à des adhérences de ce muscle, je demanderai comment une hernie peut déterminer la respiration en deux temps? Si le poumon se trouve refoulé dans le thorax, je conçois que l'ampliation de ce viscère sera moins grande; qu'il y entrera une moindre quantité d'air; que la respiration sera plus vîte, plus petite, plus accélérée; mais je ne peux m'expliquer l'entrée ou la sortie de l'air en deux reprises, ou, si vous aimez mieux, le mouvement entrecoupé d'un temps d'arrêt plus ou moins prononcé; toutes ces affirmations sont pour moi des hypothèses imaginées à plaisir!

Anévrisme du cœur. — Et des hommes d'un haut mérite ont signalé une altération organique du cœur et des gros vaisseaux (l'anévrisme du cœur et des vaisseaux, et surtout du système veineux) comme étant la cause de la pousse, et se sont crus fondés à regarder la pousse comme un signe certain de ces affections.

Je considère l'anévrisme, dans ce cas, comme

maladie consécutive à l'emphysème ; ce dernier apportant un grand obstacle à la circulation, le sang stagne dans ses canaux conducteurs qui sont comprimés, et s'y accumule ; les vaisseaux eux-mêmes sont en moindre quantité, autre cause ; de son côté, le cœur pousse toujours, avec une force de plus en plus grande, l'ondée sanguine qui semble lui résister, de là anévrisme. Pouvons-nous ne pas croire que, dans le cas d'anévrisme, quel qu'il soit, quel qu'en soit le siége, la seule cause ne soit un obstacle quelconque à la libre circulation...? Arrêtez donc le plus mince filet d'eau dans sa course, et voyez s'il n'en survient pas un engorgement, et enfin un débordement. Devons-nous donc être surpris de l'anévrisme du cœur, et quand nous savons, en outre, que plus un organe fonctionne, plus il acquiert de force et de volume.

Je le répète encore, l'emphysème était primitif ou concomitant, mais il existait, et Godine lui-même nous dit avoir noté, à l'autopsie d'un étalon affecté de la pousse au plus haut degré, la dilatation du cœur et des vaisseaux, mais aussi avoir trouvé des poumons pâles et une portion du lobe droit crépitante et dilatée par des molécules d'air, et plusieurs points du lobe gauche à l'état d'induration. Faut-il d'autres raisons pour détruire ou renverser cette opinion...? et ne voyons-nous pas là l'emphysème ?

Et pourquoi donc m'attacher spécialement à démontrer que la pousse est le symptôme constant de l'emphysème pulmonaire? MM. Vatel, Dupuy et Lessona nous ont dit que l'état emphysémateux des poumons a été observé par eux sur trois chevaux qui n'étaient pas poussifs.., ce qui les portait à ranger la pousse au nombre des névroses... Je leur demanderais quels motifs les portaient à classer la pousse parmi les névroses?.... Quant à l'état emphysémateux, qui a été vu par ces messieurs et rencontré dans trois autopsies, je pense qu'il n'était que celluleux... Ces messieurs ont, je le crois, rencontré dans les autopsies qu'ils ont faites, un emphysème lamelleux ou interlobulaire, et, dans ce cas, l'air avait pénétré dans le tissu interlobulaire par une déchirure bronchique ou vésiculaire, survenue dans un point quelconque du poumon, et, dans le moment d'un effort violent, l'emphysème s'était instantanément déclaré. Mais, après l'effort violent, après la cause qui avait fait naître la déchirure, il y a eu cicatrice de cette déchirure, et l'emphysème lamelleux a persisté, et a cessé de communiquer avec l'air atmosphérique de la respiration, et, dans ce cas, il ne pouvait y avoir assurément inspiration ou expiration en deux temps : Voilà l'emphysème que ces messieurs ont observé (1).

Leurs observations, du reste, ont été faites indi-

(1) Si un emphysème lamelleux existe seul, sans communication avec les vésicules ou les bronches, il n'y a pas respiration en deux temps.

viduellement et ne peuvent être concluantes; de plus encore, pensaient-ils à l'emphysème lamelleux ? Le supposaient-ils seul ?

Pour continuer la tâche que je me suis imposée, je dois encore parler de la comparaison que l'on a faite de la pousse du cheval à l'asthme de l'homme. Y a-t-il réellement lieu à comparaison ? L'asthme est une affection spasmodique et périodique des organes de la respiration, accompagnée d'une sorte d'anhélation habituelle et d'accès de suffocation plus ou moins fréquents; lors des accès, la respiration est sifflante ou stertoreuse.

La pousse est une affection continue, sans accès, respiration nullement difficile, et qui, souvent, ne s'exécute pas plus vite que dans l'état de par-

Pour qu'il y ait temps d'arrêt, il faut qu'il y ait emphysème des parties dans lesquelles l'air entre et sort continuellement. Le temps d'arrêt est produit par la grande difficulté qu'ont à se contracter les vésicules dilatées ou rupturées, pour chasser de leur intérieur les dernières molécules de l'air qui a servi à l'oxigénation. Cet air désoxigéné produit, sur la surface muqueuse, une impression pénible, qui en rend la présence insupportable, d'où naît le besoin d'expirer complétement tout l'air introduit, et pour chasser tout l'air introduit, une première contraction des parois vésiculaires est insuffisante et il en est besoin d'une seconde. Ici la vésicule se trouve dans un état pathologique, sa contenance est augmentée et ses parois considérablement amincies; celles-ci étant de beaucoup trop minces ont de beaucoup perdu de leur force de contraction, elles ne peuvent d'un premier mouvement chasser tout l'air qu'elles contiennent et cependant cet air désoxygéné produit sur la muqueuse une impression pénible, il faut qu'il soit expulsé en entier, de là le besoin d'une seconde contraction, de là aussi le mouvement discontinu qui se manifeste au-dehors et qui est proportionné à l'étendue de l'emphysème

faite santé ; le seul caractère de cette affection est d'offrir un mouvement de flanc discontinu et exécuté en deux temps.

Où donc trouver une ressemblance?

Pour être fidèle au plan que je me suis tracé, je vais maintenant parler de l'emphysème, et, comme je ne m'adresse qu'à des hommes spéciaux, je ne donnerai de cette lésion qu'une description sommaire. L'emphysème pulmonaire consiste : 1° Dans la dilatation des vésicules aériennes, occasionnée par la pression qu'exerce sur leur parois l'air atmosphorique, plus ou moins fortement retenu et comprimé dans les voies aériennes qui président à la respiration ; 2° Dans la rupture des vésicules qui forment, en se réunissant, de vastes cavités dues à la rupture des cloisons qui les séparaient, et à la disparition de ces parois ; et 3° enfin dans la pénétration de l'air infiltré dans le tissu cellulaire qui environne les vésicules. Donc, trois états pathologiques appartiennent à l'emphysème : 1° La simple dilatation de la vésicule ; 2° La rupture et la réunion de plusieurs vésicules ; 3° La pénétration de l'air dans le tissu cellulaire : ces trois états pathologiques se rencontrent tantôt isolément, tantôt simultanément.

Voulez-vous vous former une idée exacte des lésions qui existent dans le cas d'emphysème ? Prenez le poumon d'un cheval poussif, insuflez-le en totalité ou en partie; faites-le sécher aux rayons d'un soleil ardent, ou mieux encore dans une étuve chauffée à trente et quelques degrés ; une fois qu'il est desséché, coupez, à l'aide d'un instrument très-tranchant et très-fin, et avec le moins de froissement possible et par lamelles, les portions où siége l'emphysème ; vous distinguerez avec netteté et à l'œil nu les trois états pathologiques que je viens de signaler : vous verrez les vésicules pulmonaires saines, distinctes de celles qui sont dilatées, rupturées, et, pour plus de précision encore, exposez ces lamelles minces sur le verre d'une croisée, au jour et au soleil, et vous apercevrez parfaitement bien les vésicules pulmonaires, etc, etc; pour les voir encore mieux, placez-les sur le champ d'un microscope.

Tels sont les moyens que j'ai employés pour arriver à connaître les lésions pathologiques qui existent dans le cas de pousse.

Pour distraire mes lecteurs, je vais maintenant attirer leur attention sur les faits pratiques qui me sont personnels, leur rendre compte ici de mes observations, et prouver ce que je viens d'avancer. Je ne veux pas, dans ce mémoire, ne payer que de raisonnements....? S'il ne fallait que raisonner, il n'y aurait pas de meilleurs médecins que les philosophes, et comme le dit Virey, ces derniers abondent en raisonnements et la vraie science leur manque.

PREMIERE OBSERVATION.

En 1844, au mois de mars, je fus désigné par M. le juge de paix de mon canton, pour vérifier l'état d'un cheval de neuf à dix ans, acheté par un sieur Hardel du même lieu. A mon examen, je remarquai le flanc entrecoupé; mais aussi je remarquai que le cheval était morveux ; ayant fait d'inutiles recherches pour trouver le vendeur qui avait totalement faussé son adresse, et ayant fait appliquer tous les moyens nécessités dans ce cas pour conserver notre garantie et en arrêter l'expiration, je conseillai l'abattage, qui fut ordonné par le maire de la commune. A l'autopsie, outre les nombreuses altérations du pharynx, du larynx et de la trachée, je rencontrai une multitude de tubercules dans le poumon, les uns durs, les autres ramollis dans leur centre, d'autres presque entièrement ramolis, etc., etc. Mais comme j'étais expert et que j'avais trouvé, du vivant de l'animal, le symptôme caractéristique de la pousse, je voulus m'assurer, à l'autopsie, s'il n'y avait point quelque lésion qui l'indiquât. Je rencontrai, dans le lobe droit du poumon et dans sa portion postérieure et supérieurement, un emphysème interlobulaire assez étendu ; le poumon avait conservé beaucoup plus de volume dans cette partie ; en dessous de la plèvre, on trouvait des vésicules plus ou moins irrégulières atteignant la grosseur les unes d'un pois, les autres d'une noix ; à la section du poumon dans cette région, on trouvait des cavités plus ou moins grandes, formées par la destruction de plusieurs vésicules, et dans ces cavités se remarquaient encore quelques débris de cloisons. La portion antérieure de ce même lobe du poumon présentait aussi quelques petites vésicules, disséminées sous la plèvre et atteignant la grosseur d'une noisette ; les unes se déplaçaient à la pression du doigt (*emphysème lamelleux*) ; d'autres restaient stationnaires, offraient une certaine élasticité à la pression, et si on les perçait avec une épingle, elles se vidaient de l'air qui y était renfermé ; en coupant ce poumon, on remarquait aussi des cavités plus ou moins grandes dans l'épaisseur de son tissu, et l'ayant taillé par morceaux, l'on voyait certains d'entre eux s'affaisser, tandis que d'autres conservaient leur hypertrophie : Le poumon gauche offrait aussi quelques petites bosselures, disséminées sous la plèvre et surtout au voisinage des tubercules.

Cette observation n'ayant été faite dans le temps que pour ma propre satisfaction, je ne mis pas en pratique les moyens de reconnaître s'il y avait un emphysème vésiculaire très-étendu, outre l'emphysème interlobulaire, qui était très-patent, et très-apercevable à l'œil nu.

DEUXIÈME OBSERVATION.

En 1849, M. Lecanuet, propriétaire à S......, me fit voir une jument de 17 ou 18 ans qui était arrivée à un tel degré de pousse, qu'il n'osait plus la faire travailler. Cette jument étant une excellente poulinière, et se trouvant dans un état de gestation déjà avancé, me fut présentée, pour savoir s'il n'y avait rien à lui donner pour pallier cette pousse. Je la mis à un régime aqueux ; ordonnai des repas fréquents, et toujours en bien petite quantité, un repos absolu ; de temps à autre un petit purgatif doux avec le sel de Glauber ; point de saignées. La gestation arriva. Un mieux se fit remarquer pendant quelque temps ; puis enfin l'animal fut trouvé mort dans l'écurie; appelé à l'autopsie par le propriétaire, j'observai ce qui suit. A l'ouverture du thorax, l'organe pulmonaire a acquis un tel développement, qu'il presse avec force pour sortir de sa cavité ; quand il est retiré complètement au-dehors et étendu sur le sol, on remarque, à la surface des deux lobes, des bosselures multipliées; quelques-unes ont acquis la grosseur d'un œuf ; d'autres, en plus grand nombre, sont du volume d'une noix et disposées en chapelet sous la plèvre. Le poumon tout entier est léger, et moins pesant que l'eau ; dans certaine de ses régions, il est noir et gorgé de sang ; autour de ces parties congestionnées, on remarque de l'infiltration; dans d'autres parties le poumon est pâle, couleur légèrement rosée, peu pesant, et si, après l'avoir coupé, on le pressait entre les doigts, il faisait entendre une grande crépitation; en incisant les portions qui étaient noires et gorgées de sang, on les trouvait pesantes et dures, et, si on les pressait entre les doigts, il s'en écoulait un sang noir, épais, et aucun bruit ne se faisait entendre. Examinant avec soin tous les autres viscères pour m'enquérir de la cause de la mort, je ne trouvai rien d'anormal que le cœur, qui avait acquis un volume plus considérable que dans son état ordinaire : accroissement produit par l'emphysème.

TROISIÈME OBSERVATION.

En 1850, j'achetai, de Madame veuve Bompetil de C...., une jument de 12 ans, portant un mal de garrot. Cette jument était très-poussive lorsque je l'achetai, et était soumise, depuis 4 ou 5 mois, à un traitement infructueux pour sa carie de garrot : ce qui détermina Madame Bompetil à me la vendre, à titre d'expérience, pour une somme de 20 fr. que j'en offris. Au bout de deux mois de présence dans mon écurie, cette bête fut atteinte d'une pleurite aiguë double, et mourut de cette affection. A l'autopsie, le thorax contenait de 40 à 50 litres d'un liquide séreux, jaunâtre, tenant en suspension des flocons albumineux, de fausses membranes, etc. Le poumon adhérait aux plèvres costales en plusieurs endroits, et, aux portions libres, la plèvre y était épaissie, etc. etc. tout le cortége de lésions d'une pleurite double avec épanchement ; outre les lésions de la pleurésie, que je recueillis avec beaucoup de soin, je recherchai aussi celle de la pousse avec une sérieuse attention ; je cherchai s'il y avait emphysème ? On trouvera peut-être étonnant que j'aie toujours recherché, dans les autopsies que j'ai faites pour les cas de pousse, s'il y avait emphysème, et l'on se demandera peut-être pourquoi je ne me contentais pas des lésions graves qui s'offraient *primo visu* ? C'est que, dès l'école d'Alfort, je pressentais que la pousse était le symptôme de l'emphysème seulement ; j'étais frappé de cette idée, et je ne pouvais dès lors me rendre compte comment elle pouvait être l'expression d'affections si différentes, si variées, tandis qu'elle est une et invariable.

Après donc avoir extrait le poumon de l'intérieur du thorax, l'avoir nettoyé des fausses membranes qui le recouvraient et des débris qui y étaient adhérents, je reconnus qu'il était plus volumineux qu'à l'état normal et d'une légèreté extrême comparée à la masse. Coupé par morceaux, il surnageait presque entièrement au milieu du liquide dans lequel je le plongeais ; le tissu n'avait pas cette flaccidité que l'on rencontre dans cet organe sain ; il était plus ferme, et, pressé par les doigts, il résistait, loin de s'affaisser. Les vésicules pulmonaires étaient hypertrophiées en grand nombre, et, à la surface du poumon droit, et vers son bord tranchant, se montraient quelques lobules de la grosseur d'une noisette.

QUATRIÈME OBSERVATION.

De Saint-Jores, Pierre, boucher à . . . . . avait acheté une vache grasse, que j'eus occasion de voir par hasard dans son étable, après l'acquisition. Cette bête me présenta le soubresaut caractéristique de la pousse. Curieux de connaître la cause de ce soubresaut, je demandai au boucher de me vendre le poumon et le cœur de cette bête, au moment où il la sacrifierait : ce qu'il me promit. Le vendredi suivant, jour marqué pour l'abattage, je me rendis chez lui, et vis sacrifier en ma présence l'animal que j'avais observé il y avait quelques jours, et que je venais d'observer de nouveau. Une fois la bête mise à mort par effusion de sang, le poumon était rose pâle dans toute son étendue ; en l'explorant, je reconnus que le lobe droit n'avait pas toute son ampleur habituelle, et qu'il était refoulé par le lobule droit du foie : ce lobule avait été hernié dans le diaphragme, pénétrait assez avant et refoulait de beaucoup le lobe droit avec lequel il semblait ne faire qu'un ; pour l'obtenir entier, je le fis couper en dedans de l'abdomen et près de l'ouverture diaphragmatique qui y avait donné passage. A l'examen, le poumon gauche était affaissé, mou, et ne présentait rien sous la pulpe des doigts ; le volume en était normal, ainsi que la pesanteur. Le lobe droit, au contraire, était très-volumineux, proportionnellement au gauche ; il résistait à la pression, et offrait une certaine élasticité à sa surface ; vers le tiers postérieur, on observait, sous la plèvre, de petites tumeurs différentes de forme et de volume ; les unes cheminaient sous la plèvre quand on les pressait du doigt ; d'autres étaient fixes, ne s'élevaient pas au-dessus de la surface du poumon, et étaient creusées dans le parenchyme ; celles-ci n'étaient que des vésicules hypertrophiées ; celles-là de l'air épanché sous la plèvre. Coupée par morceaux et pressée entre les doigts, cette partie du lobe droit laissait entendre un certain souffle mêlé de crépitation, et, plongée dans l'eau, elle surnageait presque entièrement.

Je pourrais encore citer textuellement *dix* ou *douze* observations absolument pareilles ; je crois devoir m'en abstenir pour abréger ce mémoire ; seulement je dirai que, dans toutes, j'ai toujours rencontré l'emphysème, soit seul, soit concomitant à d'autres affections.

Je ne me bornerai pas aux seules observations que j'ai faites jusqu'à ce jour ; je continuerai d'en faire de nouvelles chaque fois qu'il me sera possible, et je les noterai toujours avec exactitude ; ma tâche ne vient que de commencer, je la poursuivrai sans relâche, et je solliciterai même de mes confrères quelques observations, autant que faire se pourra.

Encore une fois, comme je ne m'adresse qu'à des hommes spéciaux, je rappellerai sommairement les causes de la pousse, et ne m'étendrai longuement que sur l'influence des croisements, de la nourriture et du travail, pour remplir, autant que possible, la demande formulée par la Société.

Causes. — Ce sont toutes celles que j'ai rejetées comme causes essentielles de la pousse, et que j'ai signalées comme concomitantes ; de plus, l'hérédité; celle-ci doit être considérée comme une cause prédisposante individuelle, transmise par les parents de l'un ou de l'autre sexe ; comme un défaut dans la conformation des organes, une prédisposition constitutionnelle. Il ne faut pas entendre par hérédité, que la pousse se transmette aux descendants par un prétendu germe que ceux-ci apporteraient en naissant ; mais bien une disposition à la contracter, transmise par le père ou la mère qui a donné sa conformation organique. Tous les sujets issus de parents poussifs, ne contractent pas la maladie, il est vrai, et l'on pourrait en établir la proportion :: 2 : 3 ou :: 18 : 27, c'est-à-dire les 2/3 ; il est facile de s'en assurer dans les pays qui font naître et qui élèvent ; j'ai devers moi des exemples qui m'ont fourni cette proportion.

Influence des croisements, de la nourriture et du travail. — Les croisements ont exercé une influence pernicieuse sur la conformation de notre race normande. Depuis cinquante ans que nos chevaux normands sont soumis à une foule d'alliances successives et rapprochées, ils ont fini par tomber dans des dégénérescences telles, qu'on ne reconnaît plus de traces, aujourd'hui, de leur souche primitive. Ce type précieux d'autrefois, dont la taille n'excédait guère 1 m. 60 c. avait une poitrine fort large, les côtes merveilleusement bien contournées, le ventre peu développé ; l'encolure admirablement sortie du garrot, qui était très-élevé, surtout chez les mâles ; des épaules fortes et saillantes : toutes les qualités enfin d'une vaste et belle poitrine ; une tête petite et bien attachée ; les naseaux très-ouverts, les lèvres fines, le regard assuré et calme, les oreilles belles et hardies, l'encolure rouée, les reins courts, la queue bien attachée, les hanches fortes, les aplombs aussi justes dans le repos que dans le mouvement, une corne solide, etc. Cette race possédait une santé robuste, et était d'un fort long usage ; quelques hippologues racontent que les accidents seuls mettaient un terme à leurs longs services (1).

Cette race avait été moulée dans le pays ; l'acclimatement de génération en génération, ainsi que la nourriture l'avait dotée d'un cachet caractéristique.

On voulut l'améliorer, en s'attachant au développement de la taille.

On amena du Danemarck ces chevaux à tête busquée, à narines étroites, chargés de ganache, portant une tête mal attachée, une poitrine étroite, des côtes courtes, plates, nullement contournées ; joint à cela des reins et des flancs longs, un abdomen volumineux, une charpente énorme et une taille de 1 mèt. 80 c. à 2 mèt., ces chevaux colosses furent les premiers qui donnèrent à notre belle race le coup de sape de la démolition; après eux vinrent les têtes carrées, puis les anglais.

Eh ! qu'a-t-on fait par ces croisements successifs ? On a déformé les chevaux normands, on leur a donné plus de taille et plus de volume, et l'on a détruit la belle conformation de leur vaste poitrine. On a diminué l'étendue pulmonaire et encore rétréci les voies respiratoires, et l'on a développé

(1) On en a vu faire soixante trois lieues en dix-huit heures et revenir, dit-on, en vingt-quatre.

Ils atteignaient l'âge de 30 et 40 ans ; on en a vu de 45 ans rendre encore des services.

considérablement les formes et la stature ; et en même temps que ces changements s'opérèrent dans les formes, les aliments n'augmentèrent pas de qualité, et ces grands animaux furent obligés d'en prendre des quantités prodigieuses pour subvenir à leur alimentation. L'abdomen devint volumineux, les organes digestifs s'accrurent ; le diaphragme se trouva refoulé vers le poumon, dont il empêcha les ampliations. Cette race, naguère si robuste, devint donc, par de tels croisements, entièrement prédisposée à la pousse, par la raréfaction du tissu pulmonaire et par la quantité de sang qui circulait dans de telles machines, quantité trop disproportionnée à la petite étendue de surface respiratoire. Les animaux étaient obligés de faire de grandes et fortes inspirations pour subvenir à l'hématose sanguine, et c'était au moment de ses grandes respirations que la dilatation et la rupture des vésicules pulmonaires s'effectuait. Après ce croisement survint celui qui eut lieu avec les chevaux anglais; autre extrême ; on voulut faire disparaître les chevaux colosses sous la pression des chevaux fantômes, et c'était toujours troubler le développement et les formes de ces pauvres animaux; on ne s'attachait à aucune race, on bouleversait tout, et l'on finit ainsi par tout détruire ; ce fut alors qu'on vit des chevaux qui n'avaient plus que l'image grossière de notre race, aucune proportion ne se faisait plus remarquer ; on ne savait plus ni ce qu'ils étaient ni d'où ils venaient. Dans ces indéfinissables altérations de formes, la poitrine fut, de toutes les régions, celle qui subit le plus de changements, et avec eux disparurent cette solidité d'autrefois, cette énergie indicible qui en était le cachet, pour faire place à une constitution chétive et maladive. De là prirent naissance les nombreuses affections de poitrine. Si l'on se demandait encore d'où nous viennent, pour la race chevaline, cette foule de maladies presque inconnues autrefois ; si l'on cherchait la cause essentielle de ces maladies du système lymphatique, si multipliées aujourd'hui dans notre cavalerie française, lorsque surtout les chevaux sont soumis aux mêmes exercices, et que leur nourriture et leurs logements se sont de beaucoup améliorés, je crois en vérité qu'on en trouverait la cause, et la seule, dans les mauvais croisements ou dans les croisements multipliés qu'on s'est empressé de faire, dans les formes acquises. Le cheval normand dans sa race primitive, avait la prédominance du système sanguin , aujourd'hui il possède la prédominance du système lymphatique.

Plus loin nous indiquerons le remède.

Nourriture. —Plus notre machine sera développée, c'est-à-dire, plus les animaux auront de taille et de volume, plus il leur faudra de nourriture ; elle doit être en raison directe de la masse et en raison directe aussi du développement (dans le jeune âge) ou du travail (dans l'âge avancé); que toujours ou du moins autant que possible, vos aliments soient très-nourrissants et en petite quantité. Si vous donnez des aliments peu assimilables qu'arrive-t-il ?.... Les animaux sont dans la nécessité d'en prendre davantage, pour suppléer à la qualité; leur estomac se transforme en un vrai grenier; l'intestin tout entier augmente insensiblement et considérablément sa surface absorbante ; la partie vide a besoin aussi d'être accrue, pour laisser cheminer librement la masse excrémentielle. L'abdomen tout entier, dans ces circonstances, s'accroît énormément aux dépens de la cavité thoracique, et alors qu'arrive-t-il ? Le thorax est rétréci et le poumon est pressé plus ou moins fortement par les viscères abdominaux, qui refoulent continuellement le diaphragme et le portent en avant ; ne pouvant plus se dilater normalement dans toute son étendue, la respiration, pour être complète, a besoin de recevoir, des parties libres, un acte supplémentaire pour s'exécuter ponctuellement ; plus le refoulement du diaphragme sera développé, plus l'action supplémentaire des parties libres de l'organe pulmonaire sera grande : celle-ci sera toujours en raison directe de celui-là.

En parlant de la pousse on a dit qu'elle est occasionnée par des aliments rouillés, moisis, poudreux, etc., etc. On aurait pu se contenter de dire : les aliments de mauvaise qualité font naître la pousse. Ce ne sont pas les détériorations qu'ont éprouvées les aliments qui font naître la pousse. Ainsi ce n'est pas la rouille, ce n'est pas la moisissure, par elle-même, qui font naître la pousse, mais bien les aliments qui en sont atteints, et par cela seul qu'ils ont perdu leurs qualités nutritives : ces altérations différentes des fourrages n'occasionnent de maladies que sur la peau et la muqueuse digestive, et non sur les organes de la respiration, et il ne peut en être autrement. S'ils ont une influence funeste sur les viscères thoraciques, ce n'est que par la présence de leur volume, volume qui augmente l'ampliation de l'abdomen, et qui amène le rétrécissement du thorax. Des fourrages qui auront desséché sur pied, des plantes ligneuses, de grandes herbes qui auront poussé dans des terrains humides, etc... mais n'ayant cependant acquis aucune mauvaise qualité, développeront la pousse autant qu'un foin vasé. Il est donc préférable de dire : les aliments qui contiennent peu de substances assimilables, font naître la pousse.

Travail.—Le travail exigé des jeunes animaux, est tout-à-fait déraisonnable. Dans le jeune âge, les organes ne sont que suffisants pour permettre d'atteindre au développement commun ; ils fonctionnent assez pour eux-mêmes sans les contraindre à travailler pour les besoins de l'homme ; l'harmonie qui existe entre eux est si parfaite, que si vous en activez un, il se déformera en même temps que tous les autres s'altèreront, et il ne peut être forcé jeune sans se déformer. — Si vous exigez du poumon, qui n'est que gélatiniforme dans le jeune âge, un travail au-dessus de ses forces, si vous en augmentez les fonctions, si vous le contraignez, en un mot, par des causes quelconques, vous le déformerez et le rendrez tributaire d'une foule de maladies et surtout de l'emphysème. Le travail disproportionné aux forces de l'animal, quelque soit son âge ; les violences, quelles qu'elles soient ; les brusqueries, les vivacités, les tracasseries et toutes les exigences brutales et capricieuses, et le travail trop longtemps soutenu, dans quelque exercice que ce puisse être, amènent presque toujours la pousse ; un travail proportionné aux forces n'occasionnera jamais de mal. Ces seuls détails, je crois, suffisent.

J'arrive maintenant à la dernière proposition émise par la Société : indiquer les moyens préservatifs.

En indiquant chacune des causes, j'aurais pu en indiquer les remèdes, j'ai mieux aimé les grouper pour empêcher des recherches et éviter un résumé, qui n'aurait fait qu'allonger ce mémoire et le rendre ennuyeux.

Si nous suivons l'ordre de classement des causes,

il faut, pour préserver de la pousse et l'empêcher de paraître : 1° Traiter rationellement les affections aiguës ou chroniques des organes respiratoires, d'après les moyens indiqués dans chaque circonstance, et chacune en ce qui les concerne : moyens que je n'ai pas besoin de rappeler ici, puisqu'ils sont connus de tous les vétérinaires. Quant à l'hérédité, il faudra éloigner de la reproduction tous les animaux qui seront poussifs, de quelque qualité qu'ils soient, et tous ceux même qui présenteront un vice, un défaut de forme, dans la conformation du thorax, comme dans celle des voies respiratoires.

Les moyens pour y arriver ne sont pas d'une grande difficulté, je veux dire d'une difficulté insurmontable ; ils sont tous entre les mains de l'administration, tous très-possibles et faciles au gouvernement. Toutes les maladies héridítaires pourraient être détruites par la bienveillante sollicitude des chefs, et les soins empressés des agents de l'administration. Ainsi, la pousse, le cornage, la fluxion périodique, l'épilepsie, la pthysie pulmonaire peuvent disparaître. Peut-être aussi qu'en n'admettant pour la reproduction que des animaux à vastes poitrines, on diminuerait de beaucoup le nombre de chevaux morveux, farcineux, etc. Quelques lois pourraient fort bien triompher de ces causes désastreuses et être aussi bien mises en vigueur que celles qui régissent la morve ou les maladies contagieuses. Voici quelques articles qui pourraient, à mon avis, être mis à exécution dans tout leur contenu.

ART. 1er.

Tout cheval étalon, de quelque pays qu'il soit, quelques qualités qu'il présente d'ailleurs, ne sera admis dans les haras nationaux, s'il ne possède une très-belle conformation du thorax et des voies respiratoires.

ART. 2.

Tout étalon bien conformé, reconnu atteint de la pousse, du cornage, de la fluxion périodique, etc., sera immédiatement castré et vendu au commerce. (On pourrait classer dans ce paragraphe toutes les maladies héréditaires).

ART. 3.

Les juments reconnues pour être d'une mauvaise conformation du thorax, ou celles qui seraient affectées de vices ou maladies héréditaires quelconques, seront rejetées des haras nationaux, et ne pourront être admises dans aucun lieu pour la reproduction; et pour indiquer leur renvoi, elles seront marquées d'un fer rouge sur le plat de la cuisse gauche, et porteront la lettre R.

ART. 4.

Tout particulier, quelqu'il soit, ne pourra tenir public un étalon, s'il n'a reçu la sanction du gouvernement ; cet étalon sera en outre présenté deux fois par an au directeur et au vétérinaire du haras le plus voisin, pour s'assurer de son état et faire l'application de l'article 2. s'il y a lieu ; il sera enjoint en outre au propriétaire d'observer, le plus qu'il sera en son pouvoir, les conditions de l'article 3, pour l'admission des juments soumises à son étalon.

ART. 5.

Le prix de chaque saillie sera de 10 fr., et sera exigé aussi bien par le propriétaire d'étalons privés, que par les haras nationaux. Ce prix ne pourra être excédé ni diminué.

ART. 6.

Une note exacte des saillies sera tenue dans les haras comme chez les proprétaires.

Tout acte contraire aux prescriptions qui précèdent entraînerait une amende de 100 à 200 fr. envers le gouvernement, pour la première contravention, et une amende de 200 à 1,000 fr. pour la seconde.

C'est là une loi qu'il serait très-possible de faire mettre à exécution ; elle ne serait pas aussi utile pour les haras nationaux que pour les haras libres et les étalons privés. Ce sont ces derniers qui sont le plus pernicieux pour la race chevaline ; on voit, en effet, des particuliers mettre à la disposition du public, des étalons on ne peut plus défectueux, et couverts de tares, et s'attirer une foule de juments, par la modicité de leurs prix ; ce sont ces mauvais chevaux qui arrêtent tous les progrès d'une amélioration, et qui annulent même les succès qu'on aurait déjà obtenus de croisements judicieux. Du reste, je soumets ces conseils à la sagesse d'hommes plus expérimentés que moi sur cette matière.

Quant à l'élevage ou aux croisements, mon opinion serait de rétablir ce qu'on a détruit ; de refaire ce qu'une période millénaire avait formé, et ce qu'un demi siècle a détruit ; la fertilité de nos pâturages avait imprimé à nos races de chevaux ce cachet tout particulier qui la distinguait ; elle avait reçu son amélioration en dedans et cette seule amélioration l'avait fait arriver au degré de perfection plus sûrement que ne le pourraient faire les croisements les plus judicieux ; elle était sans mélange et les races sans mélange ne dégénèrent jamais.

Il faudrait donc, selon moi, choisir dans la race normande, les meilleurs chevaux, comme les meil leures juments, et opérer ainsi constamment, pendant une suite de générations successives et toujours agir par la méthode de sélection.

Pour ceux qui aiment les croisements et qui pensent établir par là, une race distinguée sur le sol normand, je crois que le seul croisement raisonné et susceptible de donner de bons et excellents produits, est le croisement de l'anglais avec notre race; ces croisements, bien appropriés, sont capables d'amener le perfectionnement de notre race, après plusieurs années d'efforts dans une méthode suivie. Et si nous adoptons une méthode quelconque, il nous faut la suivre (1). Les variations sont destructives de toute industrie, surtout de l'industrie chevaline ; il nous faut, en outre, donner aux produits des aliments supérieurs en qualité à ceux que nous donnons journellement. Les aliments de mauvaise qualité déforment les races, et, comme le dit un savant professeur, l'aliment se montre une condition plus directe de la texture et des formes que l'influence génératrice. Avant d'opérer le croisement, il faut donc commencer par posséder l'aliment, afin de donner au produit tous les moyens dont il a besoin pour son développement ; le sang conservera son caractère

(1) On ne suivra bien un système que quand les étalons du gouvernement seront livrés pour rien. Le paiement même le plus modique éloigne seul certains éleveurs maladroits et fait qu'on voit une foule de mauvais chevaux.

de similitude à celui de l'ascendant le plus noble, si les organes peuvent le former de matériaux assez purs. L'amélioration en dedans, qui est la plus précieuse, disparaît par le changement de nature et de qualité des aliments. Que deviendrait, en effet, le cheval arabe, nourri exclusivement dans les pâturages de notre belle et riche vallée d'Auge? Que deviendrait aussi le bœuf de Durham, dans les pâturages de Romorantin. Si nous importons des races étrangères, il nous faut donc changer notre genre de nourriture, donner des aliments de qualité supérieure et observer quelques règles d'hygiène inconnues pour notre race. Voilà deux grands obstacles pour le perfectionnement. Notre ancienne race n'avait pas besoin d'être entourée de ces précautions ; c'était le climat, c'était le sol et la nature des aliments qui l'avaient formée, elle se développait seule et sans secours, et se montrait toujours intacte.

Lorsqu'il y a bronchite ou certaines affections pathologiques, il faut les combattre le plus promptement possible. Si c'est une bronchite chronique, on fera observer la diète, le repos, les sudorifiques, les purgatifs même, en un mot, tous les moyens que réclame cette affection. Dans le cas de maladie du cœur, on donnera les toniques, etc., etc.

Il en sera de même s'il y a des complications, et l'on traitera chacune par les moyens ordinaires, comme je l'ai déjà dit.

On donnera aux animaux, autant que faire se pourra, des aliments de bonne qualité, c'est-à-dire des substances renfermant, sous un petit volume, beaucoup de parties assimilables. Il est quelquefois difficile aux éleveurs d'observer toujours cette règle ; comment la suivre, en effet, dans des années pluvieuses, où les fourrages secs ont été en grande partie avariés ? Comment aussi tirer parti de ces fourrages ? Les éleveurs, dans ce cas, ne devront pas les faire consommer seuls ; ils les donneront tous les jours en petite quantité, et donneront comme supplément quelques céréales, quelques boissons farineuses, quelques panades ; ils feront aussi manger ces mauvais aliments, après, toutefois, les avoir arrosés d'eau salée, à des animaux livrés au repos.

Pour le travail, on se dispensera de faire travailler les jeunes animaux ; ce n'est qu'à partir de deux ans que l'on commencera à les habituer à porter les harnais et à se faire au travail ; on les y soumettra graduellement, à intervalles éloignés, puis rapprochés de plus en plus ; ce ne sera qu'à cinq ans que l'on exigera du cheval toute la force et l'énergie dont il peut être capable. Jamais de brutalités, de violences, de tracasseries ; jamais de ces exigences capricieuses. que l'on voit souvent de la part de certains conducteurs ; on devra éviter, autant que possible, un travail trop longtemps soutenu ; donner toujours des aliments de bonne qualité et en quantité suffisante pour maintenir l'équilibre des forces, et empêcher l'usure des organes ; ne jamais faire travailler immédiatement après un repas copieux, et attendre que les viscères abdominaux se soient désemplis et ne puissent gêner la respiration, par la pression qu'ils exercent sur le diaphragme.

Telles sont, je crois, les lois essentielles pour le maintien du cheval en santé et pour empêcher le développement de la pousse.

Et d'ailleurs, le simple bon sens, la droite raison, notre intérêt même, ne nous disent-ils pas de traiter avec douceur ce docile auxiliaire de l'homme dans ses travaux ? Le cheval, ce beau produit de la création, ce compagnon si dévoué, que l'homme s'est adjoint et avec lequel il passe souvent la moitié de sa vie, devrait-il être traité avec tant de rudesse, et parfois de cruauté ? Ce noble serviteur, qui est le plus ferme appui de l'agriculture, une des principales forces des armées, un si agréable moyen de distraction pour l'homme à la fleur de l'âge, comme pour le vieillard décrépit ; le seul soutien de certaines familles, n'a-t-il point des droits acquis à la bienveillance des bons traitements de l'homme!.. Serait-ce lui accorder trop de faveur que de l'entourer de tous les soins dont il doit être l'objet ? Assurément non, on ne lui rendrait qu'une partie de ce qu'il nous donne? Mais en attendant que la vraie civilisation ait un peu policé toutes les classes, laissons de côté ce noble animal et abandonnons l'homme à son égoïsme brutal. Pour nous, comprenons notre haute mission et notre influence possible pour le bien du pays ; de quelles richesses ne doterions-nous pas la patrie, si nous pouvions faire rendre au cheval les soins qui lui sont dus, et qu'on lui refuse ; soins dont il est cependant si digne, et dont il ne cesse de récompenser au double ou au quadruple ceux qui les lui prodiguent? En ne créant que de bons chevaux, on ferait la richesse des particuliers et celle de l'Etat ; on n'a jamais compris cette conduite, et l'homme seul, au contraire, a fait dégénérer le cheval et l'a réduit à l'état de victime résignée. Sorti des mains du créateur, le cheval était dans toute sa force, dans tout l'éclat de sa beauté, dans une sorte de splendeur; à travers les siècles et au sein des générations qui se sont succédé, il n'a fait que perdre les belles qualités dont il était doué ; l'homme l'a contraint, dans tous ses penchants, dans toutes ses inclinations naturelles ; il a essayé de le refaire à sa façon, de le réformer selon ses caprices, et a même voulu lutter contre la marche de la création, et les lois qui nous sont imposées : ne pouvant le pétrir du limon primitif, il a pris le cheval fait, l'a déporté du nord au midi, de l'est à l'ouest, a changé sa nourriture, perverti ses mœurs, forcé ses accouplements, enlaidi sa progéniture en détruisant toute l'harmonie qui existait entre les organes ; mais aussi, et nous devons le dire bien haut, l'homme a donné à son œuvre tout le hideux qu'on peut imaginer ; il n'a fait que des monstres ou des colosses, des bringues ou des ficelles ; il est arrivé facilement à ces deux extrêmes, sans pouvoir y remédier ; il n'a pas fait que cela, il a encore rendu ces êtres informes tributaires d'une foule de maladies héréditaires, et de fléaux désastreux, inconnus de nos aïeux hippiatres. D'où nous viennent la pousse, le cornage, l'épilepsie, la phthisie pulmonaire ? Et qui donne au cheval la morve, le farcin, le charbon, etc., etc. ?... Et devons-nous être surpris de ces dégénérescences, de ces douloureux tributs imposés au plus utile, au plus bel animal, lorsque nous voyons des hommes de tous étages vouloir former un cheval à leur guise, sans savoir ni comment ni pourquoi ?... Laissons donc à chacun son métier, et avant de créer des races apprenons à en connaître les éléments créateurs, et prenons toujours pour guide et pour devise l'observation.

CHAPITRE DEUXIÈME.

DU CORNAGE.

On peut définir le cornage : un symptôme annonçant une lésion des organes respiratoires, symptôme caractérisé par une respiration difficile, accompagnée d'un bruit sibilant, d'un sifflement aigu et sonore, que l'on désigne sous le nom de sifflage, cornage ou halley.

On ne peut dire, ou du moins l'expérience ne m'a pas prouvé que le cornage soit le symptôme d'une seule affection, comme il vient de l'être dit de la pousse, mais bien un symptôme caractérisant plusieurs lésions dans l'intérieur des organes pulmonaires ou indiquant une modification quelconque de ces organes.

On peut établir deux divisions du cornage ; celui qui est temporaire et celui qui est parmanent.

Le cornage temporaire est celui qui existe pendant quelque temps, pour disparaître ensuite de lui-même ou par les secours de l'art.

Les causes sont l'inflammation de la muqueuse du larynx et du pharynx, de la trachée, des bronches ; celle du tissu cellulaire sous-parotidien, des poches gutturales ; les collections purulentes dans ces réservoirs ; enfin la rhinite, etc. ; elles peuvent être considérées toutes comme causes aiguës ou chroniques, toutes susceptibles de disparaître d'elles-mêmes (la nature agissant seule) ou bien avec les secours de la médecine.

Ce n'est pas de ce genre de cornage que l'on doit s'occuper, nous le passerons presque sous silence, pour ne nous attacher qu'à la seconde variété, le cornage permanent.

On entend par cornage permanent celui qui se fait entendre toujours, qui est continuellement le même, et qui se fait entendre surtout quand les animaux paraissent jouir d'un état parfait de santé; c'est celui-ci seul que le législateur a classé au nombre des vices rédhibitoires, celui pour la désignation duquel il n'a exigé qu'un seul signe ou symptôme, le sifflement pendant le travail, et la disparition de ce signe au repos, avec absence complète de causes aigues ou chroniques, pouvant disparaître. Les polypes mêmes des cavités nasales occasionnant ce sifflement, seraient, selon moi, une cause d'exclusion à la rédhibition ; on peut apercevoir ces derniers, les toucher et les faire disparaître ; nous classons cette cause, ainsi que le sifflage qu'elle occasionne, dans la catégorie du cornage temporaire.

Les causes du cornage permanent, sont, pour nous, les suivantes : *étroitesse* des cavités nasales, occasionnée par la mauvaise forme ou la mauvaise disposition des os de la face, comme cela se voit sur la majorité des chevaux à tête busquée, sur ces pauvres chevaux danois (surtout), que nous avons déjà passés en revue dans notre travail de la pousse ; celle qui est occasionnée par une déformation de ces mêmes os, ensuite de fracture ou de maladie de leur tissu ; la compression du larynx par le développement des maxillaires, comme cela se remarque sur les animaux dits chargés de ganache ; ce qui est encore un apanage des chevaux du Nord, l'atrophie d'un des côtés du larynx, comme cela se trouve quelquefois sur certains chevaux d'attelage ; l'ossification des cartilages de la glotte ; l'ulcération de celle-ci ou de ses cartilages, à la suite d'une maladie chronique ou d'une carie, comme cela peut se rencontrer à la fin des gourmes, avec abcès nombreux autour de la gorge, s'étant fait jour au-dehors. Les déformations de la trachée, suite d'accidents ou d'opérations chirurgicales nécessaires, comme le trachéocèle, ou un grand rétrécissement de l'orbe trachélien par suite du croisement des abouts du cerceau, coupé dans une opération quelconque ; l'aplatissement partiel du tube aérifère par certaines tumeurs ou déformations, comme des indurations à l'entrée de la poitrine, des déviations de la colonne cervicale, une fracture des deux premières côtes ; etc, etc. La pression du pneumo-gastrique ; un manque d'action de certaines parties vivantes, telles que le larynx, tombées en paralysie : enfin tout obstacle durable que l'art ne peut surmonter.

Devons-nous parler de ce genre de cornage, indiqué par M. Delafond, et qu'il a attribué à l'usage de la Gesse-Chiche ? Nous ne le croyons pas : nous le le considérons comme cornage temporaire, et, en changeant la nourriture, on fera disparaître le cornage après un laps de temps ; c'est ici l'application de ce grand principe : *sublata causa, tollitur effectus.*

Les croisements ont exercé une influence des plus funestes sur le développement de ce vice ; avant eux, on ne connaissait guère que le cornage temporaire, et ce n'est que depuis l'introduction des chevaux du Nord dans notre pays que nous connaissons le cornage permanent. Nous savons que ce n'est que depuis 1781, que le cornage a été classé vice rédhibitoire, et les Coutumes de Normandie, comme celles de l'Artois, de l'Auvergne et même de Paris, l'admirent dans la catégorie des vices, et encore lui accordaient un délai de garantie de trente jours ; ailleurs on l'ignorait.

A cette époque, il était encore rare ; mais, bientôt après, la mode, cette idole pernicieuse et fantasque, s'attacha aux formes de la tête du cheval ; et ne voulut plus pour chevaux de luxe que ceux qui avaient la tête busquée. On s'appliqua donc spécialement à augmenter et à multiplier, autant que possible, ce mode de conformation, et l'on ne rencontra bientôt plus que des têtes busquées, des nez fortement aquilins ; ils étaient de rigueur pour les voitures de luxe ; on ne voyait que des animaux ainsi bâtis sur les calèches princières ou sur les équipages couverts de blasons, et ce n'est que par cela seul que s'en fit le développement et qu'ils se multiplièrent.

On reconnut bientôt les désavantages de ces têtes busquées ; à la fin d'un exercice rapide, on vit qu'ils ne pouvaient continuer longtemps leur course, qu'ils menaçaient d'asphyxie si on ne les eût arrêtés, et l'on ne pouvait plus que marcher au pas ; on remarqua aussi que c'étaient presque tous les chevaux présentant cette conformation qui avaient cette faiblesse : alors seulement ils devinrent le mépris des acheteurs, puis enfin des éleveurs ; on les rejeta de toutes parts et l'on cessa d'en élever : on les a en horreur aujourd'hui.

La nourriture, comme le travail, n'influe en rien sur le développement du cornage. Si toutefois le gesse-chiche l'occasionne, il ne peut être, je crois, que temporaire, et disparaît avec un changement de nourriture, un changement de régime.

Le travail ne peut, non plus, l'occasionner, et, s'il s'y développe, ce n'est que par le vice des harnais qui compriment les voies respiratoires.

Moyens préservatifs. Dans la description ou l'indication des moyens préservatifs, je ne parlerai nullement de ceux qui sont à mettre en pratique pour le cornage temporaire : ils varient tous comme les causes qui l'occasionnent ; ainsi, si c'est une angine laryngée, aiguë ou chronique, qui le détermine, en combattant la laryngite par les moyens connus, on fera disparaître le cornage, qui cessera en même temps que la cause.

Pour le cornage permanent, il est facile, d'après ce qui précède, d'indiquer les moyens à prendre pour en préserver les animaux, et les empêcher d'en être affectés; les moyens ne sont que dans les croisements : éloigner de la reproduction tous les chevaux à tête busquée, et ceux qui ont le chanfrein droit, quand ils sont chargés de ganache, qu'ils soient ou non affectés du vice rédhibitoire, le cornage. Cette mauvaise conformation des os de la tête n'est susceptible que d'accroissement ; ainsi un père à tête busquée ou chargée de ganache, n'étant pas atteint du cornage, pourra produire un poulain qui en deviendra affecté, parce que les ganaches augmenteront de volume, et que les os du nez deviendront aussi plus aquilins que ceux du père.

Ce vice est aussi héréditaire, comme nous le voyons, et cette transmission n'est encore produite que par l'hérédité de la conformation organique des générations qui ont précédé.

Voilà, brièvement, les moyens préservatifs du cornage ; voilà la solution de la question émise par la Société, et en observant exactement ce principe, on évitera le cornage.

Pour le choix des accouplements, comme pour celui des races, il ne peut être signalé dans un tel travail : il dépend complètement des éleveurs, du but qu'ils se proposent, de l'utilité qu'ils veulent en retirer, etc., etc.

Mais n'importe quelque soit le but, n'importe quelle que soit l'utilité, dès que l'on prendra pour un accouplement des chevaux à chanfrein droit, aux naseaux dilatés, peu chargés de ganache, la tête plutôt longue que large sur son profil, parfaitement attachée et déliée de l'encolure, aux formes sèches, autant que faire se pourra, l'on sera presque toujours certain d'éviter le cornage permanent ; s'il se déclare quelquefois sur des chevaux issus du type que je viens d'indiquer il ne sera que consécutif et acquis.

Toutes les autres causes du cornage pouvant se guérir seules ou par l'art, et avec elles, le vice, nous croyons déplacé de les signaler ici.

Telles sont les mesures préservatives que je crois bonnes pour l'une comme pour l'autre affection. Seront-elles suffisantes par elles-mêmes pour empêcher ces maladies de paraître... ? Je ne le crois pas, si elles ne sont appuyées de mesures répressives!...

Voilà les efforts que j'ai pu tenter pour la solution de la question ainsi posée :

Déterminer les causes occasionnelles de la pousse et du cornage chez les chevaux élevés en Normandie ; rechercher l'influence des croisements, de la nourriture et du travail, indiquer les moyens préservatifs, etc.

En achevant le travail que je me suis largement imposé, je ne passerai pas sous silence une réflexion que je crois utile et qui m'a été suggérée par la conduite de plusieurs sociétés savantes comme par les difficultés que l'on a besoin de surmonter quand on a à traiter de longues et difficiles questions :

Notre société vétérinaire, à l'exemple de sa sœur centrale, devrait toujours publier les questions mises au concours, plusieurs années avant d'en demander la solution ; elle donnerait ainsi le temps d'observer, et recevrait alors des mémoires que la pratique et l'expérience sanctionneraient presque toujours, et qui auraient pour fondement les faits, le résultat des observations....

Que l'on se rappelle toujours cette belle devise que nous a posée Hoffmann : « *Ars medica tota in observationibus* .. » Qu'elle soit toujours présente à notre mémoire et qu'elle préside à toutes nos actions !... Elle devrait être gravée sur tous les murs de nos réunions, et tracée en lettres d'or sur le frontispice de nos écoles!... Elle seule a fait progresser la médecine; elle seule l'a tirée de l'ornière sanieuse dans laquelle l'art croupissait depuis des siècles, et, par son application incessante, nous avons vu surgir dans la société des hommes d'un mérite transcendant, des hommes qui ont posé des lois auxquelles on ne peut déroger impunément!... Avec quelle religion avons-nous vu des hommes d'élite observer cette sage maxime?... Elle fut l'application continuelle de Bœrhaave; ce grand homme travailla 60 ans de sa vie, et 14 heures par jour, pour la mettre en pratique. Jamais il ne laissa passer une maladie sans en écrire toutes les circonstances et tous les signes, dans l'ordre où ils se présentaient; cette méthode lui fut d'une utilité extrême, et fit de lui le grand Bœrhaave!

Que chacun de nous, dans sa sphère d'activité, imite le grand scrutateur de Voorhout; que chacun de nous observe, autant qu'il le pourra; que chacun tienne note de ses observations, nous le pouvons tous... Ces observations en groupe et réunies pourront faire arriver cette grande loi du progrès; unité, dans la variété. C'est mon unique désir, c'est à ce but que tendent tous mes efforts, et chacun de nous peut s'attirer la gloire d'y contribuer. Peut, qui veut! Dans la construction d'un édifice quelconque, l'ouvrier qui cherche des matériaux utiles, les découvre et les apporte suivant sa capacité, aussi bien méritant en cela que l'architecte habile à élever jusqu'aux nues de majestueuses coupoles!... Professeurs, élèves, praticiens, observons donc sans relâche, pour faire progresser la vétérinaire, et rappelons-nous toujours la devise :

ARS MEDICA TOTA IN OBSERVATIONIBUS.

Caen.—Imp. E. Poisson.

www.ingramcontent.com/pod-product-compliance
Lightning Source LLC
LaVergne TN
LVHW020041170826
845678LV00001B/366

* 9 7 8 2 3 2 9 6 9 5 0 0 6 *